DE L'EMPLOI ET DU MODE D'ACTION

DE L'AIR COMPRIMÉ

DANS LE

TRAITEMENT DES DIFFORMITÉS DU THORAX

LYON. — IMPRIMERIE TYPOGRAPHIQUE DE C. JAILLET,
Rue Mercière, 92.

DE L'EMPLOI

ET DU MODE D'ACTION

DE

L'AIR COMPRIMÉ

DANS LE TRAITEMENT

DES DIFFORMITÉS DU THORAX

PAR LE DOCTEUR JEAN-CH.-TH. PRAVAZ,

Ancien interne des Hôpitaux et lauréat de l'Ecole de médecine de Lyon, Membre titulaire de la Société des sciences médicales de la même ville, Membre correspondant et lauréat de la Société médico-chirurgicale d'Amsterdam, etc.;

DIRECTEUR

DE L'INSTITUT ORTHOPÉDIQUE ET PNEUMATIQUE DE LYON.

LYON

LIBRAIRIE MÉDICALE DE J.-P. MÉGRET,

Quai de l'Hôpital, 51

1863

DE L'EMPLOI

ET DU MODE D'ACTION

DE L'AIR COMPRIMÉ

L'application de l'air comprimé à la thérapeutique se présente sous des faces diverses, suivant que l'on cherche à utiliser ses effets sur la respiration, la circulation ou la nutrition. Si dans certains cas, ceux surtout où l'on veut exercer une influence sur la nutrition, la complexité des effets qui résultent de la compression de l'air ne permet que difficilement de distinguer dans les résultats ce qui appartient en propre à tel ou tel mode d'action, il en est d'autres où l'*action mécanique* de l'augmentation de la pesanteur atmosphérique joue, d'une manière très-tranchée, le rôle principal : ces cas sont ceux où l'on veut modifier directement les phénomènes mécaniques de la respiration.

Dans un précédent mémoire (1), nous nous sommes

____

(1) *Des effets physiologiques et des applications thérapeutiques de l'air comprimé.* Paris et Lyon, 1859.

principalement occupé de l'influence de l'air comprimé sur la circulation et sur les phénomènes chimiques de la respiration. Le but de ce nouveau travail est d'insister sur les effets mécaniques que l'on peut obtenir de la compression de l'air pour augmenter directement le champ de la respiration et pour agrandir ou régulariser la forme du thorax.

Avant d'aborder l'objet principal de ce mémoire, il ne nous paraît pas inutile de présenter ici quelques remarques sur le mécanisme des mouvements respiratoires. Ces remarques préliminaires doivent en effet nous servir de base pour la démonstration des propositions que nous voulons exposer relativement à quelques applications thérapeutiques de l'air comprimé.

La plupart des auteurs qui ont écrit sur la physiologie des mouvements respiratoires comparent le jeu du système formé par le poumon et la cavité thoracique au jeu d'un soufflet. D'après ces auteurs, au moment où, sous l'influence des forces musculaires, la poitrine se dilate pour produire l'inspiration, le poumon appliqué exactement contre la face interne des côtes se dilate aussi *forcément* pour suivre le développement du thorax sous l'influence de la pression atmosphérique. Il y aurait donc dans le système respiratoire une relation *nécessaire* entre la dilatation de la poitrine et le développement du poumon.

Cette manière de voir, qui paraît au premier abord extrêmement rationnelle, est cependant loin d'être d'une manière générale l'expression de la vérité, et n'est rigoureusement juste que dans les circonstances normales de pression atmosphérique. Mais il n'en est plus de même lorsque la pression de l'atmosphère diminue. Sous l'influence des muscles inspirateurs, le thorax peut bien alors se dilater, et il le peut *théoriquement* avec d'autant plus de facilité que ces muscles ont à vaincre la résistance d'une colonne d'air moins dense; mais le poumon qui, à l'état normal, n'est nullement adhérent aux parois du thorax et qui flotte librement dans son intérieur, ne suit pas *nécessairement* le mouvement d'ampliation de la cavité thoracique. Le tissu pulmonaire est en effet extrêmement rétractile, comme on peut s'en assurer en ouvrant la cavité des plèvres sur un animal vivant, et, pour que le poumon puisse se développer à la suite de la cavité thoracique, il faut que la pression atmosphérique soit assez forte pour vaincre cette rétractilité de tissu.

Supposons en effet avec Pravaz (1) un homme plongé dans une atmosphère dont la tension varie de quelques centimètres de mercure à 76, et examinons dans quelles conditions s'opéreront les mouvements respiratoires.

(1) *Essai sur l'emploi médical de l'air comprimé*, page 4.

Si la densité de l'atmosphère est très-faible, les forces musculaires pourront produire l'ampliation du thorax, mais le poumon ne se développera pas, parce que le poids de la colonne d'air, qui pèsera sur la face interne des vésicules, sera insuffisant pour vaincre la résistance qu'opposera la rétractilité du tissu pulmonaire.

En augmentant graduellement la pression atmosphérique, il arrivera un moment où la tension de l'air, dépassant la résistance du tissu pulmonaire, sera suffisante pour amener une faible dilatation des vésicules. Cette dilatation, bientôt arrêtée par l'accroissément d'élasticité de leurs parois, sera encore insuffisante pour produire le contact du poumon et de la face interne du thorax.

Enfin, la pression continuant à croître, le poids de la colonne d'air, qui pressera sur les vésicules pulmonaires, deviendra assez puissant pour vaincre complètement la résistance opposée par l'élasticité du poumon, et l'on verra cet organe accolé à la face interne des côtes, suivre dans son développement celui de la cavité du thorax. « C'est alors seulement, dit Pravaz, que la pression externe et la pression interne de l'atmosphère pourront être considérées comme tendant à se faire antagonisme, quoiqu'elles ne soient pas *immédiatement* opposées l'une à l'autre, parce que la seconde est employée d'abord à vaincre la réaction pulmonaire, de telle sorte que l'effort des muscles inspirateurs contre la pression externe n'est secondé, en réalité, que par la différence qui existe entre la pression atmosphérique interne et la réaction du tissu pulmonaire. »

Si nous examinons maintenant le mécanisme du soufflet, il est facile de voir que les choses se passent tout autrement, car l'air intérieur est toujours en rapport immédiat avec les panneaux. Les pressions interne et externe se font donc équilibre à chaque instant, tant que la tuyère est ouverte, et les cuirs qui garnissent latéralement l'appareil sont la seule force qui limite son ampliation. Aussi, quelle que soit la raréfaction de l'air, le jeu du soufflet ne s'en trouve nullement influencé.

Dans les conditions ordinaires de santé et de pression atmosphérique, l'indépendance des mouvements du poumon et de la cavité thoracique n'existe qu'en *puissance* ; mais, ainsi que nous le verrons plus loin, il peut survenir des circonstances où cette indépendance cesse d'être *virtuelle* pour devenir *réelle*. Ces cas sont ceux où la pression atmosphérique devient insuffisante pour vaincre complètement la réaction du poumon, comme il peut arriver dans les ascensions aérostatiques ou sur le sommet des hautes montagnes, et ceux où la réaction du poumon augmente par suite de certains états pathologiques, soit que son tissu éprouve une sorte de spasme comme dans l'asthme essentiel, soit qu'il devienne plus dense et moins extensible, comme il arrive à la suite des compressions qui succèdent aux épanchements et aux déformations du thorax. Il résulte donc de là que le poumon ne peut acquérir son développement normal, d'une part, qu'autant que la pression atmosphérique sera suffisante pour vaincre sa rétractilité de tissu, et, d'autre part, qu'autant que son tissu n'aura subi aucune altération capable de diminuer son élasticité et son expansibilité. Or, cette dernière condition peut cesser d'être remplie dans certaines circonstances que nous allons maintenant étudier et qui nécessitent ou rendent du moins très-utile l'accroissement de la pression atmosphérique pour lutter avec avantage contre une résistance plus grande.

La digression que nous venons de faire dans le domaine de la physiologie nous permettra d'aborder maintenant, d'une manière plus compréhensible, l'objet principal de ce mémoire et de mieux préciser le rôle que joue l'air comprimé dans le traitement des difformités du thorax.

D'une manière générale, ces difformités reconnaissent trois causes principales : les épanchements pleurétiques, le rachitisme, les déviations essentielles du rachis. Examinons d'abord ce qui a trait aux difformités thoraciques qui succèdent à la pleurésie.

Lorsqu'à la suite d'une pleurésie un épanchement s'est produit entre les deux feuillets de la plèvre, le premier symptôme appréciable à la vue consiste dans une voussure du thorax au niveau de l'épanchement. Cette voussure, dont la saillie et l'étendue sont en rapport parfait avec la quantité de liquide intra-pleural, suit dans son développement et sa disparition les variations de l'épanchement. Tant que le liquide emprisonné dans la cavité pleurale n'est pas résorbé, la voussure persiste ; mais si l'épanchement vient à disparaître, et surtout si la résorption du liquide est rapide, à la voussure du thorax on ne tarde pas à voir succéder une dépression plus ou moins considérable et qui occupe exactement la place de la voussure.

Par quel mécanisme la voussure du thorax fait-elle place à un enfoncement des parois de la poitrine ? Voici l'explication que nous croyons pouvoir en donner.

Lorsque, sous l'influence de moyens appropriés, les exutoires, les purgatifs et les diurétiques, le liquide épanché entre les deux feuillets de la plèvre a été résorbé, le poumon qui a été refoulé, pendant un temps plus ou moins long, ne revient pas toujours immédiatement à son volume normal. Les côtes qui ne sont plus *soutenues* par la pression qu'exerce le poumon de dedans en dehors, et qui ont à supporter dans l'inspiration le poids de la colonne atmosphérique, s'affaissent sous cette pression, et à la saillie qui se remarquait au début succède bientôt ainsi une dépression d'autant plus profonde que le volume du poumon a été plus réduit par l'épanchement. Si le refoulement du poumon n'a pas été considérable et la compression produite par l'épanchement de longue durée, l'intégrité de la forme du thorax ne tarde pas à se rétablir par un mécanisme dont nous allons bientôt nous occuper, mais, dans le cas contraire, la difformité du thorax devient permanente et donne lieu consécutivement à une déviation du rachis poussée quelquefois à un degré extrême. Aussi, est-il d'une grande importance de s'opposer rapidement au progrès de la déformation du thorax, en rétablissant le volume du poumon comprimé.

Examinons maintenant comment disparaît la voussure du thorax, lorsque le sujet est livré aux seules ressources de la nature.

Si, dans toutes les circonstances de la vie, la respiration avait une égale amplitude, le poumon restant toujours appliqué à la face interne des côtes, suivrait rigoureusement le développement de son enveloppe osseuse. Mais il n'en est pas ainsi, et dans beaucoup de circonstances, telles que l'action de parler ou de chanter, par exemple, la cavité thoracique prend une amplitude plus grande que dans la respiration normale pour suffire à la plus grande quantité d'air nécessaire à l'expiration. Or, ce sont précisément ces inspirations plus amples qui permettent au poumon de se développer de nouveau, lorsqu'un de ses points a été refoulé et comprimé par un épanchement. En effet, au niveau du point où l'épanchement a produit la compression et la condensation du tissu pulmonaire, un vide tend à se produire pendant l'inspiration, lorsque cette inspiration est exagérée, entre le poumon et le thorax dont la capacité augmente d'une quantité plus considérable que dans une inspiration normale ; la pression atmosphérique, pressant alors sur les vésicules pulmonaires, qui ne trouvent plus d'obstacle dans la résistance qu'opposaient les côtes à leur développement, tend de son côté à combler le vide ainsi produit et à distendre de nouveau le tissu du poumon. La répétition fréquente de ces mouvements finit à la longue par ramener le poumon à son état à peu près normal, surtout s'il n'existe pas d'adhérences pour gêner son mouvement d'expansion, et les côtes reprennent peu à peu leur courbe physiologique.

Comme nous venons de le démontrer, les inspirations profondes sont donc l'agent le plus énergique du rétablissement de la capacité pulmonaire diminuée par un épanchement pleurétique. Aussi, croyons-nous

que l'on peut avoir recours avec le plus grand succès,
pour arriver à ce but, à quelques exercices spéciaux
qui ont pour résultat d'augmenter l'amplitude de la
respiration ; et, parmi ces exercices, nous recommandons spécialement les deux suivants qui ont été préconisés par le docteur Schreber, dans son excellent traité
de gymnastique de chambre (1).

Dans le premier exercice, le malade, debout et les
talons rapprochés, fléchit à demi les deux bras en appuyant les mains sur les hanches ; puis, le dos étant
bien tendu, il fait une profonde inspiration et ramène
en même temps les deux coudes le plus près possible
l'un de l'autre.

Cet exercice est extrêmement propre à développer
et à régulariser la cavité thoracique. En effet, d'un
côté l'inspiration forcée agrandit le thorax dans tous
ses diamètres, en le rapprochant de la forme cylindrique qui lui est naturelle, et, de l'autre, le mouvement
des bras en arrière, produit par la contraction des muscles trapèze, rhomboïde et grand dorsal, entraîne spécialement par l'intermédiaire des grands et petits pectoraux, l'élargissement de la poitrine dans le sens
transversal, sens dans lequel se produisent ordinairement les dépressions pleurétiques.

(1) Schreber, *Système de gymnastique de chambre, médicale et hygiénique,* etc., traduit par Van Oordt. Paris, Victor Masson, 1855, p. 30 et 31.

Le but du second exercice est de développer principalement le côté du thorax qui, par l'effet de l'épanchement, a subi une dépression et une diminution de
capacité. Voici comment il s'exécute.

Le malade étant debout, comme précédemment,
applique une de ses mains contre le côté sain de la
poitrine, à plat, et aussi près que possible du creux de
l'aisselle ; puis, l'autre main étant placée sur la tête,
il exécute lentement une forte inspiration en ayant soin
de comprimer le côté sain pour l'immobiliser en quelque sorte et l'empêcher de se développer autant que
le côté malade.

Ces exercices répétés plusieurs fois par jour doivent
être recommandés aux pleurétiques dès que l'épanchement commence à disparaître, car il importe, surtout
pour les jeunes sujets chez lesquels les déformations
du squelette se produisent souvent avec une extrême
rapidité, de chercher à prévenir le plus tôt possible le
rétrécissement du thorax et, par suite, l'inclinaison du
rachis qui peuvent succéder aux épanchements séreux
des plèvres. Une seule contre-indication nous semble
cependant devoir s'opposer à l'emploi de ces exercices
chez quelques sujets : nous voulons parler de l'emphy-
sème pulmonaire. La dilatation des vésicules pulmonaires est, en effet, une des causes les plus fréquentes
du pneumo-thorax, et les inspirations profondes pour-

raient, dans ce cas, amener parfois la rupture du tissu du poumon et l'entrée de l'air dans la cavité de la plèvre. Mais cette complication, qui ne se présente guère que chez le vieillard, et qu'il est d'ailleurs facile de diagnostiquer, ne détruit en rien, d'une manière générale, la valeur de la gymnastique pulmonaire, si nous pouvons nous exprimer ainsi, dans le traitement des difformités pleurétiques.

Si le poids de l'atmosphère normale suffit dans un grand nombre de cas pour produire le déplissement du poumon, et, par suite, pour régulariser la forme du thorax, il est rationnel de penser qu'en augmentant la force élastique de l'air on pourrait singulièrement faciliter le développement des vésicules pulmonaires comprimées par un épanchement. Or, cette hypothèse rationnelle nous paraît complètement justifiée par les résultats que nous avons obtenus dans quelques cas où nous avons pu observer l'action de l'air comprimé chez les pleurétiques. L'amélioration rapide qui s'est produite chez la plupart des sujets atteints de cette affection et que nous avons soumis à la compression de l'air, nous a conduit à cette conclusion : que ce moyen peut, dans un grand nombre de cas, présenter une grande utilité dans le traitement des suites de la pleurésie, et surtout pour prévenir et même faire disparaître les difformités du thorax qui accompagnent si souvent la résorption de l'épanchement. Tout en faisant une large part à l'effet tonique que produit l'air comprimé sur les organismes débilités, en favorisant l'hématose et en augmentant l'énergie de la nutrition, nous croyons qu'il faut attribuer la plus grande part du succès au développement qu'acquiert le poumon sous l'influence d'une pression plus forte. Si l'on songe, en effet, qu'en augmentant la pression de 15 à 20 centimètres de mercure, comme on le fait dans les appareils médicaux, on augmente la pression qui s'exerce sur le poumon de 203 à 271 grammes par centimètre carré, on comprendra facilement de quel secours peut être cette augmentation de pression pour remédier à la condensation et à l'atrophie des vésicules pulmonaires comprimées par un épanchement.

Comme nous l'avons démontré précédemment, en parlant de la manière dont le poumon revient à son volume normal lorsque l'affection est abandonnée à elle-même, il est nécessaire encore de joindre les inspirations profondes, suivant le mode indiqué plus haut, à l'augmentation de la pression atmosphérique, car si la respiration s'exerçait toujours de telle sorte que le poumon fût sans cesse appliqué contre la paroi thoracique, les deux pressions interne et externe se faisant à chaque instant équilibre, le poumon comprimé ne pourrait pas se développer de nouveau. Aussi avons-nous pris pour règle d'ordonner toujours aux pleurétiques de faire, à courts intervalles, des inspirations profondes pendant leur séjour sous la cloche à air comprimé, et les résultats que nous avons obtenus de cette pratique nous engagent à en recommander vivement l'emploi.

Ce que nous venons de dire des bons effets que l'on peut retirer de l'air comprimé dans le traitement des difformités du thorax qui succèdent à la pleurésie s'applique également à un autre genre de déformation de la poitrine, non moins grave au point de vue de la forme qu'au point de vue de la gêne qu'elle occasionne dans la respiration en rétrécissant le champ de l'hématose.

Cette déformation, déjà parfaitement décrite par Glisson (1), qui a cherché à en expliquer la cause, offre un aspect caractéristique que nous allons exposer et qui ne permet pas d'en méconnaître la cause : le *rachitisme*.

Si l'on examine la poitrine d'un sujet rachitique, on remarque qu'au lieu d'affecter la forme cylindrique qui lui appartient à l'état normal, le thorax présente de chaque côté une dépression plus ou moins profonde et qui chez quelques sujets se transforme en une sorte de gouttière verticale. Les côtes infléchies vers leur angle se dirigent brusquement en avant et le sternum projeté

____

(1) Glisson. *De Rachitide.*

antérieurement fait une saillie en forme de carène qui donne à la partie antérieure de la poitrine l'aspect du thorax d'un oiseau, d'où le nom de *pectus gallinæ* sous lequel Glisson a désigné cette déformation. La section transversale du thorax se rapproche donc plus ou moins de la forme d'un cœur, et s'éloigne ainsi de la forme qui correspond à son maximum de capacité.

Par quelle cause et par quel mécanisme cette déformation singulière se produit-elle? Nous allons chercher à l'expliquer.

Au début de la maladie, la première altération que présente le squelette du thorax consiste dans un gonflement de l'extrémité antérieure des côtes et de l'extrémité des cartilages qui constituent l'articulation chondro-costale. Ce gonflement donne naissance à une série de nodosités caractéristiques que les auteurs désignent sous le nom de *chapelet rachitique*. En même temps il se produit entre la côte et son cartilage une couche plus ou moins considérable de tissu chondroïde et ostéoïde.

Si la maladie fait des progrès, le relâchement et la mobilité, qui avaient commencé à s'opérer dans les articulations chondro-costales par suite des phénomènes pathologiques que nous venons de décrire, augmentent d'étendue, et les côtes, qui, d'une part, ne sont plus soutenues par leurs cartilages, et qui, de l'autre, éprouvent aussi une diminution dans la résistance de leur tissu, s'enfoncent dans l'intérieur du thorax. Cette dépression des côtes donne alors naissance aux deux gouttières dont nous avons parlé plus haut et reconnaît pour cause déterminante l'action de la pression atmosphérique. En effet, entre le moment où la cavité thoracique se développe pour produire l'inspiration et celui où le poumon se dilate à son tour pour suivre l'ampliation de la poitrine, il existe un moment extrêmement court pendant lequel le squelette du thorax supporte seul par sa face externe le poids de l'atmosphère. Dans l'état normal, les côtes offrent assez de solidité pour résister à une pression aussi considérable; mais si, par suite du ramollissement de leur tissu, comme il arrive dans le rachitisme, elles viennent à perdre de leur résistance, elles finissent par céder sous le poids de la colonne d'air qui presse sur elles et par se déformer. Cette déformation tendra même toujours à s'aggraver. En effet, à l'état normal les deux moitiés latérales du thorax offrent la forme d'une voûte et opposent par cette forme même une grande résistance à une pression extérieure, mais il n'en est plus ainsi lorsque les côtes sont déjà affaissées et que le thorax s'est déprimé latéralement. La pression atmosphérique agit alors avec d'autant plus de force que la poitrine s'est plus éloignée de sa forme normale.

Il résulte de la forme que prend le thorax chez les rachitiques une diminution souvent considérable du champ de l'hématose. Cette diminution présente un double danger. D'une part, en effet, la santé générale et la vigueur du sujet sont sérieusement compromises par cette insuffisance de l'hématose, et d'autre part les affections pulmonaires, qui peuvent l'atteindre, tendent à présenter une gravité exceptionnelle, comme l'ont remarqué les auteurs qui se sont occupés des difformités du thorax. Il importe donc de s'opposer au plus tôt à la diminution de capacité de la poitrine qui résulte du rachitisme avant que le squelette ait acquis son complet développement.

Parmi les moyens les plus propres à remédier à la forme vicieuse de la poitrine, nous placerons en première ligne la gymnastique aidée des inspirations profondes et du séjour dans l'air comprimé. Les exercices que nous avons décrits plus haut peuvent ici rendre de grands services, mais il en est un que dans ce cas nous préférons à tous les autres ; voici en quoi il consiste.

Le malade étant debout, fléchit les coudes à angle droit, puis, une canne ou un bâton arrondi étant placé entre le dos et les plis de chaque coude, il *exécute lentement* de profondes inspirations en maintenant le corps aussi droit que possible.

Cet exercice est extrêmement favorable au développement de la poitrine dans le sens transversal, car il met en action d'une manière très-énergique les muscles grands et petits pectoraux en leur fournissant pour leur contraction un point d'appui solide. Un *vide* tend donc à se produire entre le poumon comprimé et les côtes, et la double gouttière verticale creusée dans le thorax tend à s'effacer. On comprend, dès lors, de quel secours peut être dans ce cas l'augmentation de la pesanteur atmosphérique pour favoriser le retour du poumon à sa capacité normale en pressant sur sa face interne. Le bain d'air comprimé fournit ici un moyen des plus efficaces d'arriver à un développement plus complet des vésicules pulmonaires et dont l'utilité nous a semblé des plus manifestes. Lorsque, par la répétition des inspirations profondes dans l'air comprimé, les vésicules atrophiées se sont de nouveau développées, et que le poumon a par suite acquis plus de volume, cet organe s'oppose à l'affaissement des côtes, et la restauration des formes se produit ainsi graduellement.

Ainsi que nous l'avons dit plus haut, il existe encore une troisième cause capable de produire la déformation du thorax. Cette cause, beaucoup plus générale et plus fréquente que les deux précédentes, est la déviation essentielle de la colonne vertébrale. Un mot d'abord sur l'anatomie pathologique de la scoliose et le mode de développement des difformités de la poitrine produites par cette influence.

Lorsque, sous l'action de causes que nous n'avons pas à examiner ici, le rachis commence à s'infléchir latéralement, cette inflexion ne produit d'abord qu'une légère différence de saillie entre les deux moitiés latérales du thorax. Mais bientôt à la courbure latérale vient se joindre un autre élément beaucoup plus grave, la torsion de la colonne sur son axe. Les vertèbres situées au niveau des courbures tournent sur elles-mêmes de telle sorte que leurs apophyses épineuses se portent du côté de la concavité tandis que leurs corps se tournent du côté de la convexité. Il résulte de l'inflexion latérale et de la torsion du rachis sur son axe un changement complet de la forme du thorax. Les côtes du côté de la convexité de la courbure dorsale s'infléchissent vers leur angle et forment ainsi un gibbosité plus ou moins considérable, tandis que celles du côté de la concavité, repoussées par le mouvement tournant des apophyses transverses, se redressent au contraire à leur partie postérieure et tendent à se porter en avant : mais retenues par leurs attaches ou sternum, elles se courbent à leur extrémité antérieure et donnent lieu à une saillie qui correspond à la saillie postérieure du côté opposé. La circonférence du thorax se rapproche donc d'une ellipse et la capacité de la poitrine se réduit ainsi d'une manière parfois considérable.

Les poumons, à cause de leur extrême compressibilité, subissent de grands changements, soit dans leur forme, soit dans leur volume, par suite des modifications qui s'opèrent dans leur enveloppe osseuse sous l'influence de la scoliose. Mais, quoiqu'ils soient réduits d'une manière générale dans toutes leurs dimensions, certaines parties, plus exposées que les autres aux causes de compression, présentent une déformation plus marquée. Tandis que la partie antérieure des poumons conserve à peu près ses dimensions normales, la partie postérieure, située plus près des points du thorax les plus altérés dans leur forme, subit dans sa capacité des changements considérables tant par la diminution générale de hauteur du thorax que par les déplacements qu'elle éprouve pour pouvoir s'accommoder à la nouvelle forme de la poitrine.

Le poumon dont le volume est le plus réduit est celui qui correspond à la convexité dorsale. Refoulée par l'inclinaison des vertèbres qui entraînent avec elles le bord postérieur du médiastin, tandis que le bord antérieur de cette cloison membraneuse, attaché au sternum, reste à peu près fixe, la partie postérieure de ce poumon subit dans le sens transversal une diminution d'étendue proportionnelle au degré de la déviation vertébrale, et qui devient très-grande dans les cas rares, il est vrai, où le médiastin d'antéro-postérieur devient presque transversal. Le bord postérieur et interne, serré entre les corps vertébraux qui ont décrit le mouvement de rotation sur leur axe, dont nous avons parlé plus haut, et la face antérieure des côtes ne constitue plus, dans certains cas très-graves, qu'une sorte de languette plus ou moins imperméable à l'air. Cette disposition est surtout remarquable au centre de la courbure, lieu où le mouvement de flexion latérale et de torsion du rachis est le plus prononcé, et l'on trouve alors dans la face interne du poumon une excavation destinée à loger les corps vertébraux.

Le poumon qui correspond à la concavité de la courbure dorsale, quoique moins réduit que l'autre, diminue néanmoins de volume par le déplacement en avant et l'aplatissement des côtes, surtout au centre de la courbure. Les côtes forment alors dans l'intérieur du thorax une sorte de bourrelet saillant, qui creuse souvent un sillon profond dans le tissu pulmonaire. Comme, ainsi que nous l'avons dit plus haut, le médiastin se déplace, et d'antéro-postérieur devient oblique, le poumon situé du côté concave de la courbure s'étend en partie derrière l'autre et s'y superpose en quelque sorte.

La compression et par suite le rétrécissement des poumons dans la scoliose sont non-seulement des lésions d'une haute gravité au point de vue de la santé générale, par la diminution qui se produit dans le champ de l'hématose, mais encore ils opposent un obstacle réel au rétablissement des formes. Cet obstacle, dont la cause et le mécanisme n'ont peut-être pas assez attiré l'attention des médecins qui se sont occupés spécialement de la pathologie et du traitement de la scoliose, a été parfaitement mis en lumière par Pravaz, dans son ouvrage sur l'emploi médical de l'air comprimé.

Lorsque par des moyens mécaniques, agissant sur le squelette du thorax de dehors en dedans, on cherche à donner à cette cage osseuse une forme plus régulière, on augmente son amplitude, puisqu'on la rapproche de la forme cylindrique qui correspond au maximum de capacité, et l'on tend évidemment à produire un vide entre le poumon déformé et son enveloppe osseuse régularisée. En effet, le poumon, plus ou moins atrophié dans certaines parties par les pressions qu'il a subies, ne peut se dilater immédiatement pour suivre l'agrandissement du thorax et résiste fortement à la pression atmosphérique, qui presse sur sa face interne et fait effort pour le développer. Si l'on vient ensuite à supprimer l'action des appareils, le vide ne pouvant se maintenir contre la pression atmosphérique externe, les côtes, non soutenues par le poumon, tendent à revenir graduellement à leur conformation vicieuse et à reproduire la gibbosité. Le poids de la colonne d'air normale qui presse sur la face interne du poumon, peut bien finir à la longue par produire le développement de cet organe et par l'appliquer contre les côtes, mais ce résultat, qui seul peut rendre permanente la disparition de la courbure anormale des côtes, n'arrive qu'après un temps assez long, et c'est là peut-être la cause de la lenteur avec laquelle agissent les appareils employés *exclusivement* dans le traitement de la scoliose.

L'indication immédiate qui ressort des considérations précédentes est donc de développer rapidement l'organe pulmonaire en même temps que par les moyens ordinaires de l'art on cherche à modifier la forme de son enveloppe osseuse. Il importe en effet de faire cesser le plus tôt possible le défaut de rapport qui tend alors à s'établir entre le poumon et la cavité thoracique régularisée et d'opposer immédiatement l'une à l'autre la pression interne et la pression externe de l'atmosphère.

L'air comprimé vient ici en aide d'une manière très-utile aux appareils et à la gymnastique. D'une part, en effet, en imprimant à la nutrition une activité nouvelle, il contribue, avec les moyens ordinaires de l'hygiène et de la thérapeutique, à fortifier la constitution en général, et par suite à donner au système osseux plus de résistance, mais encore par l'action mécanique qu'il exerce sur les vésicules pulmonaires, en les déplissant pour ainsi dire, en leur rendant au moins en partie leur volume normal, il devient un moyen orthomorphique puissant, en forçant graduellement le poumon à venir s'appliquer contre la face interne des côtes, pour les soutenir contre l'effort de la pression extérieure. L'air comprimé presse bien à la fois sur la face externe du thorax et la face interne du poumon et tend bien, comme nous l'avons dit plus haut, à reproduire la conformation vicieuse modifiée par l'action des appareils ; mais le poumon cédant par sa nature plus facilement que le squelette à l'action d'une force extérieure, la pression atmosphérique a d'abord assez de temps pour produire une légère augmentation de la capacité pulmonaire avant que les côtes aient repris leur forme vicieuse. L'emploi journalier de l'air comprimé finit donc graduellement par produire un résultat que n'obtiendrait que plus lentement la pression normale de l'atmosphère.

Cette application d'une force physique à la thérapeutique des déformations du thorax qui succèdent aux déviations du rachis nous semble constituer un progrès considérable en orthopédie, et nous croyons par expérience que l'emploi de l'air comprimé permet d'attaquer avec chance de succès des difformités dont le traitement, par les seuls moyens ordinaires de l'art, serait ou très-long ou beaucoup moins satisfaisant.

Si nous cherchons maintenant à résumer en peu de mots notre opinion sur le mode d'action générale de l'air comprimé considéré comme force mécanique propre à développer le poumon et par suite à régulariser la forme de la poitrine, nous voyons que l'appréciation rationnelle de ce mode d'action est elle-même basée sur l'appréciation plus rationnelle de la véritable mécanique des organes respiratoires. En admettant, comme nous croyons l'avoir démontré, que les mouvements d'inspiration du poumon sont *virtuellement* complètement indépendants de l'augmentation de capacité du thorax et sont subordonnés à l'action de la pression atmosphérique, il est facile de se rendre compte de l'action qu'exerce l'augmentation de cette pression pour développer dans une plus grande mesure la capacité pulmonaire réduite par une cause quelconque. En effet, si comme le cas peut se présenter dans quelques états pathologiques ou dans les mouvements exagérés de l'inspiration chez les sujets dont la capacité pulmonaire est réduite par une déformation du thorax, un vide tend à se produire, ainsi que nous l'avons fait voir, entre le poumon et la paroi interne de la poitrine, il est évident que là où la pression normale de l'atmosphère sera insuffisante pour amener le contact entre les deux feuillets de la plèvre, une augmentation du poids de la

colonne atmosphérique pourra être d'un immense secours pour vaincre la résistance du tissu pulmonaire,
développer le poumon, le forcer graduellement à venir
soutenir les côtes contre la pression externe, et par
suite pour augmenter l'étendue de la poitrine et régulariser son contour, puisque ces deux conditions mathé-
matiques, *maximum de capacité* et *courbe régulière*,
sont absolulument corrélatives.

FIN.

www.ingramcontent.com/pod-product-compliance
Lightning Source LLC
LaVergne TN
LVHW020458060726
842525LV00005B/1781